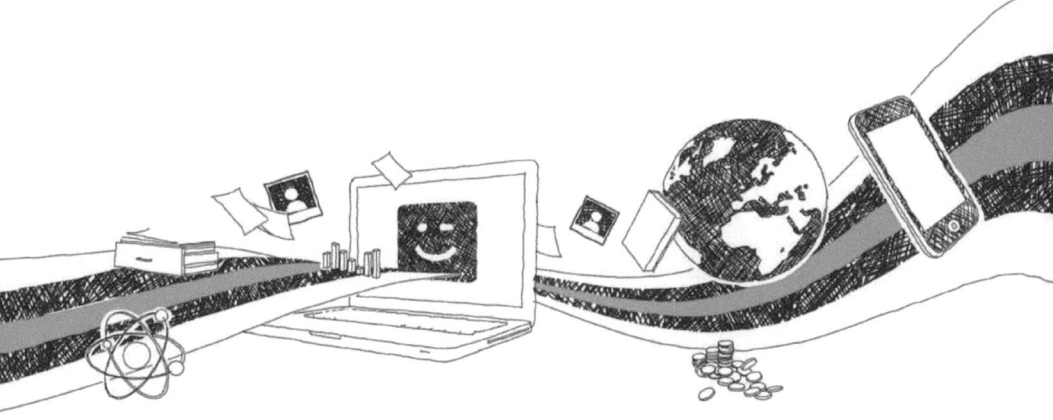
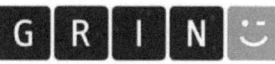

Bibliografische Information der Deutschen Nationalbibliothek:

Die Deutsche Bibliothek verzeichnet diese Publikation in der Deutschen National-bibliografie; detaillierte bibliografische Daten sind im Internet über http://dnb.d-nb.de/ abrufbar.

Impressum:

Copyright © 2016 GRIN Verlag, Open Publishing GmbH
Druck und Bindung: Books on Demand GmbH, Norderstedt Germany
ISBN: 9783668216280

Dieses Buch bei GRIN:

http://www.grin.com/de/e-book/322360/chancen-und-risiken-von-gesundheits-und-medizintourismus-mit-auslaendischen

Julia Rainer

Chancen und Risiken von Gesundheits- und Medizintourismus mit ausländischen Patienten für medizinische Leistungserbringer in Deutschland

GRIN Verlag

GRIN - Your knowledge has value

Der GRIN Verlag publiziert seit 1998 wissenschaftliche Arbeiten von Studenten, Hochschullehrern und anderen Akademikern als eBook und gedrucktes Buch. Die Verlagswebsite www.grin.com ist die ideale Plattform zur Veröffentlichung von Hausarbeiten, Abschlussarbeiten, wissenschaftlichen Aufsätzen, Dissertationen und Fachbüchern.

Besuchen Sie uns im Internet:

http://www.grin.com/

http://www.facebook.com/grincom

http://www.twitter.com/grin_com

Studienarbeit Cross-border Health Care Management (PLV)

Analyse und kritische Bewertung der Chancen und Risiken von Gesundheits- und Medizintourismus mit ausländischen Patienten für medizinische Leistungserbringer in Deutschland

Ca. 100.000 ausländische Patienten lassen sich jedes Jahr in Kliniken in Deutschland behandeln. Erläutern Sie die Chancen und Risiken bei der Behandlung ausländischer Patienten für Kliniken in Deutschland. Gehen Sie dabei auch auf die Herkunftsländer, die mengenmäßige Verteilung, die Haftungsfrage, auf finanzielle Auswirkungen und auf interkulturelle Anforderungen beim Personal in den Kliniken ein. Betrachten Sie auch die Chancen der EU-Patientendirektive für die Behandlung von Patienten innerhalb Europas.

Cross-border Health Care Management (PLV)

Technische Hochschule Deggendorf

Bachelor Tourismusmanagement

5. Semester

Inhaltsverzeichnis

Abbildungsverzeichnis

1. Einleitung

Patienten rund um den Globus werden mobiler. Zur ästhetisch-plastischen, Herz-, Zahn- oder Augen-OP nach Kolumbien, Mexiko, Südkorea, Thailand, Südafrika oder Dubai? Immer mehr Länder dieser Welt investieren kräftig in ihre Healthcare-Infrastruktur und schreiben sich die medizinische Kompetenz ihrer ärztlichen Spezialisten auf die Fahne, um gezielt Patienten aus dem Ausland anzuziehen. Die Reisenden stehen dabei im Konflikt zwischen Qualität und Preis. Deutschland nimmt mit rund 200.000 ausländischen Patienten pro Jahr eine Sonderrolle im Medizintourismusgeschäft ein.[1] International gesehen sind deutsche Kliniken aufgrund der Qualität der Leistung, den neusten Technologien und Methoden und der hohen Fachkompetenz der Ärzte oft die letzte Rettung für Schwerkranke. Der geschätzte Umsatz liegt dabei bei rund 1 Milliarde Euro allein für die deutschen Krankenhäuser. Zusätzlich profitieren Hotels, Dolmetscher sowie der Einzelhandel von dem Gesundheits- und Medizintourismus.[2] Doch ergeben sich durch die Behandlung ausländischer Patienten auch Risiken für die deutschen Kliniken?

Ziel dieser Studienarbeit ist es, Gesundheits- und Medizintourismus zu erläutern und zu unterscheiden sowie die Chancen und Risiken für die medizinischen Leistungsbringer darzustellen. Im Folgenden werden zuerst die Begriffe definiert und voneinander abgegrenzt, die EU- Patientendirektive erklärt und auf die Methodik eingegangen. Im darauffolgenden Kapitel wird dann näher auf die Quellenmärkte eingegangen, die finanziellen Aspekte aufgezeigt, die Haftungsfrage und deren Problem veranschaulicht sowie die interkulturellen Anforderungen, die entstehen, aufgezeigt. Zum Schluss werden die Chancen und Risiken aus Sicht der deutschen Kliniken erläutert und in einem Fazit zusammengefasst.

---

[1] vgl. Ärzte Zeitung, http://www.aerztezeitung.de/praxis_wirtschaft/klinikmanagement/article/904013/ medizintourismus-deutschland-ziel-immer-beliebter.html?sh=2&h=-145943621 (Letzter Zugriff: 02.03.2016)

[2] vgl. Leading Medicine Guide, http://www.leading-medicine-guide.de/Gesundheitstourismus (Letzter Zugriff: 02.03.2016)

2. Definition Gesundheits- und Medizintourismus

Aufgrund der ähnlichen Wortwahl beider Begriffe können diese nur schwer voneinander getrennt werden. Generell stellt der Gesundheitstourismus einen Überbegriff dar, der neben dem Medizintourismus noch mehrere Dienstleistungen umfasst.

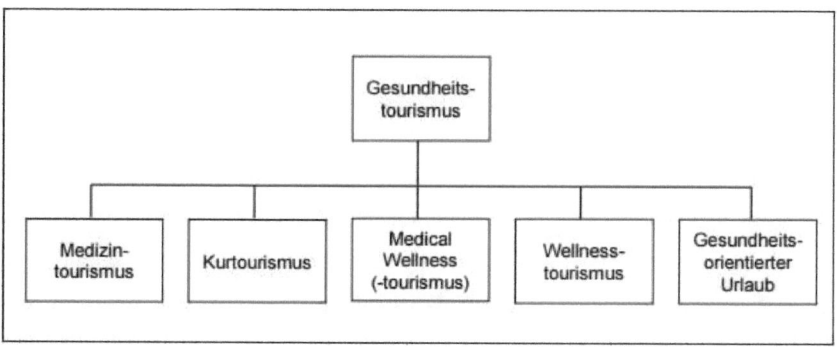

Abbildung 1: Abgrenzung Gesundheitstourismus
Quelle:https://de.wikipedia.org/wiki/Gesundheitstourismus#/media/File:Arten_von_Gesundheitstourism us.jpg

Wie die Abbildung zeigt, spielt der Medizintourismus eine untergeordnete Rolle neben den Wellness- und gesundheitsorientierten Reisenden. Neben Kurtourismus und Wellnesstourismus wird außerdem noch in Medical Wellnesstourismus unterteilt. Hier produzieren die „Großen Drei", Deutschland, Frankreich und Österreich, derzeit jährlich mehr als 58 Milliarden Euro an Wellnessausgaben. Das bedeutet, dass beinahe 20% der gesamten Wellnessausgaben weltweit von diesen drei Ländern produziert werden (GSWS, 2014).[3] Im Folgenden soll versucht werden, die Begriffe bestmöglich zu unterscheiden und zu definieren.

---

[3] vgl. SpaCamp, http://www.spacamp.net/2014/12/aktuelle-zahlen-aus-internationalem-wellness tourismus -potential-deutschland (Letzter Zugriff: 02.03.2016)

2.1 Gesundheitstourismus

Einerseits wird der Gesundheitstourismus definiert als „Kombination von Urlaubsvergnügen und individuellen, fachkundig betreuten und wissenschaftlich fundierten Gesundheitsprogrammen."[4] Neben dem rein auf Vergnügen ausgerichteten Gesundheitsreisenden, dem bewusst präventiv Reisenden und dem durch Krankheit bestimmtem Patiententouristen, ist die Fülle der verschiedenen Ausprägungen kaum voneinander abgrenzbar. Die umfassendste Definition liefert KASPAR (1996) zum Gesundheitstourismus als „Gesamtheit der Beziehungen und Erscheinungen, die sich aus der Ortsveränderung und dem Aufenthalt von Personen zur Förderung, Stabilisierung und gegebenenfalls Wiederherstellung des körperlichen, geistigen und sozialen Wohlbefindens unter der Inanspruchnahme von Gesundheitsleistungen ergeben, für die der Aufenthaltsort weder hauptsächlicher noch dauernder Wohn- und Arbeitsort ist."[5] Weltweit erfährt der Gesundheitstourismus aufgrund des demographischen Wandels zunehmende gesellschaftliche sowie wirtschaftliche Bedeutung. Der demografische Wandel mit der steigenden Lebenserwartung der Bevölkerung bei zugleich rückgehender Geburtenrate belastet vor allem die Gesundheitssysteme in den westlichen Industrieländern. Dies liegt darin begründet, dass die Zahl der Beitragszahler abnimmt und die Eigenvorsorge somit immer wichtiger wird. Aber auch die Zunahme von Zivilisationskrankheiten wie Herz- Kreislauf-Erkrankungen und Allergien machen eine verstärkte Selbstbeteiligung an den Krankenkosten wahrscheinlich.[6] Die Welttourismusorganisation (UNWTO) sieht den Gesundheitstourismus als einen eigenständigen Teilbereich des Tourismus.[7]

Der Sammelbegriff kann unterschieden werden durch verschiedene Markt- und Nachfragemotive, die heutzutage von den Reisenden erstrebt werden. Hier gibt es drei grundsätzliche Motive, welche in der folgenden Abbildung aufgezeigt werden.

---

[4] vgl. Krüger, Henrike, http://www.diplom.de/e-book/223350/ unter suchung-und-analyse-des-kur-und-rehabilitationswesens-als-teil-des (Letzter Zugriff: 02.03.2016)
[5] vgl. Schwaiger, Jürgen, http://www.diplom.de/e-book/224930/megatrend-gesundheitstourismus (Letzter Zugriff: 02.03.2016)
[6] vgl. Bundesministerium für Gesundheit http://www.bmg.bund.de/themen/krankenversicherung/her ausforderunen/demografischerwandel.html (Letzter Zugriff: 02.03.2016)
[7] vgl. Link Fang, http://www.linkfang.de/wiki/Gesundheitstourismus (Letzter Zugriff: 02.03.2016)

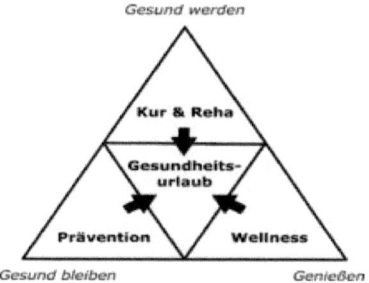

Abbildung 2: Markt- und Nachfragemotive
Quelle: https://de.wikipedia.org/wiki/Gesundheitstourismus

Neben dem ‚*Gesund werden*', welches die klassische Kur oder Reha umfasst, beschreibt der Gesundheitstourismus ebenfalls das ‚*Gesund bleiben*' und das ‚*Genießen*'. Hier wird verdeutlicht, dass Reisende nicht ausschließlich aufgrund ärztlichem Rat oder Verschreibung reisen. Ob ein Wellnessurlaub zur Entspannung oder ein Schönheitsurlaub – der Gesundheitstourismus ist ein zunehmend wachsender Markt.[8] Durch zunehmenden Stress, Alltagsbelastung und Zukunftsdruck steigt das Gesundheitsbewusstsein und die Sehnsucht nach Erholung wird folglich größer. Wie oben erwähnt spielen auch die Altersstrukturen eine große Rolle. Die Lebenserwartung steigt, die Geburtenrate sinkt, deshalb hat der Gesundheitstourismus großes Wachstumspotenzial.

2.2 Medizintourismus

„Patienten-Tourismus", „Klinik-Tourismus" oder „OP-Tourismus" sind nur wenige Begriffe, die den Medizintourismus zu beschreiben versuchen. Grundsätzlich umfasst diese Form des Tourismus diejenigen Leistungen, bei denen ausländische ärztliche Behandlungen und operative Eingriffe in Anspruch genommen werden. Typische Beispiele sind Schönheitsoperationen, Zahnbehandlungen oder Knie-und Hüftoperationen. Hier lassen sich wieder verschiedene Typen von Reisenden unterscheiden.

---

[8]vgl. Bundesministerium für Wirtschaft und Technologie, http://www.innovativer-gesundheitstourismus. de/fileadmin /user_ upload/pdf/Leitfaden_Gesundheitstourismus.pdf (Letzter Zugriff: 02.03.2016)

Einerseits gibt es den qualitätsorientierten Medizintourismus, bei welchem Personen aus Staaten mit niedrigen medizinischen Standards in Staaten mit höheren Standards reisen, um sich dort behandeln zu lassen. Hier liegt der Fokus auf der Qualität der Leistung, oft verbunden mit den bestentwickelten Technologien und Methoden. Andererseits gibt es den kostenorientierten Medizintourismus, welcher das umgekehrte Phänomen darstellt. Personen wohnhaft in Staaten mit hohem medizinischem Standard reisen aufgrund von Kostenersparnis oder verkürzte Wartezeiten in Länder mit niedrigerem medizinischem Niveau. Bei beiden Arten von Reisenden spielt die Globalisierung eine wichtige Rolle. Durch die einfache Beschaffung von Informationen durch das Internet und die Möglichkeit der schnellen Kommunikation mit den Dienstleistern im Ausland fällt es dem Patienten leicht, seine Reise zu planen. Oft stehen hier auch Ziele mit touristischen Attraktionen und Sehenswürdigkeiten im Vordergrund, da die medizinische Reise dann mit Urlaub verbunden wird.[9]

2.3 EU-Patientendirektive

Die Patientenmobilitätsrichtlinie 2011/24/EU über die „Ausübung der Patientenrechte in der grenzüberschreitenden Gesundheitsversorgung" wurde im Jahr 2011 vom Europaparlament beschlossen und vom EU-Ministerrat genehmigt. Seit 2013 wird diese in den Mitgliedsstaaten umgesetzt. Für den EU-Bürger bedeutet das, er kann sich weitgehend selbst aussuchen, in welchem Land er die medizinische Behandlung in Anspruch nehmen will. Um einen allgemeinen Rahmen zu schaffen und Patienten die Prozedur zu erleichtern, wurde diese Richtlinie erstellt. Hier ist es vor allem wichtig, dass der Patient Zugang zu allen Informationen und Vorraussetzungen hat sowie über Qualität und Sicherheit aufgeklärt wird. Außerdem müssen Versicherung und Kostenerstattung bezüglich des Patienten geklärt werden. Die Richtlinie beschreibt auch öffentliche Impfprogramme und soll den Zusammenhalt und die Zusammenarbeit im Bereich der Gesundheitsförderung in der EU stärken. Um den Bürgern ausreichend Informationen zu bieten, richtet jeder Staat eine oder mehrere Kontaktstellen ein, welche in engem Kontakt mit anderen Dienstleistern sowie den Krankenversicherungen stehen. Unterschieden wird in der Richtlinie zwischen den Verpflichtungen des Behandlungsmitgliedsstaates und denen des

---

[9] vgl. Leading Medicine Guide, http://www.leading-medicine-guide.de/Gesundheitstourismus (Letzter Zugriff: 02.03.2016)

Versicherungsmitgliedsstaates. Ersterer erbringt die Gesundheitsversorgung, Einhaltung der Qualitäts- und Sicherheitsrichtlinien sowie den Schutz der personenbezogenen Daten. Er verpflichtet sich außerdem, Patienten aus allen Ländern gleichermaßen zu behandeln und zu versorgen. Der Versicherungsmitgliedsstaat übernimmt dann je nach Fall die Kosten an die versicherte Person. Die Höhe der Rückerstattung bemisst sich hier nach der Höhe der Behandlungskosten für die gleiche Leistung im Inland.[10]

3. Methodik

Nach Bearbeitung der Kapitel des online vhb Kurses zu „Cross-border Health Care Management" wurde sich für die Studienarbeit zum Thema ausgiebig eingelesen. Daraufhin wurde eine umfangreiche Literaturrecherche durchgeführt, wobei verschiedene Artikel und Informationen aus dem Internet gesucht und zusammengefasst wurden. Zuerst wurde sich mit den Unterschieden und der Definition der verschiedenen Begriffe befasst. Gesundheitstourismus und Medizintourismus wurden erklärt und nach der Analyse der Begriffe wurde auf die Situation in Deutschland und die Auswirkungen des Gesundheits- und Medizintourismus eingegangen. Daraufhin wurde die EU-Patientendirektive definiert und auf die Chancen und Verbesserungen in der EU durch diese eingegangen. Neben der Herkunftsfrage der Patienten wurde sich auch mit deren Verteilung innerhalb Deutschlands befasst. Hier wurde näher auf den Standort Bayern eingegangen. Im darauffolgenden Kapitel werden die Chancen und Risiken ausländischer Patienten für die deutschen Kliniken erörtert. Die Ergebnisse der Recherche werden im Folgenden genauer erläutert.

---

[10] vgl. Bundesministerium für Gesundheit, http://www.bmg.bund.de/glossarbegriffe/p-q/patienten mobilitaetsrichtlinie.html (Letzter Zugriff: 02.03.2016)

4. Ergebnisse

4.1 Quellenmärkte ausländischer Patienten

Aufgrund der hohen Fachkompetenz der deutschen Ärzte sowie der Qualitäts- und Technikstandards reisen jedes Jahr mehrere tausend Patienten nach Deutschland. Leiter des Forschungsbereichs Medizintourismus an der Hochschule Bonn-Rhein-Sieg Jens Juszczak betont hier vor allem den wichtigsten Quellenmarkt Russland mit etwa 9800 stationären und 15.000 ambulanten Patienten.[11] Bezüglich dieses Trends spielt zukunftsbezogen die politische Situation natürlich eine große Rolle. Zu der Hauptzielgruppe des Gesundheits- bzw. Medizintourismus von Kliniken in Deutschland gehören Männer im Alter von 30 bis 50 Jahren und Frauen zwischen 35 und 55 Jahren mit einer höheren Bildung, entsprechenden beruflichen Positionen und einem überdurchschnittlichen Einkommen aus den europäischen Nachbarländern, Russland und anderen GUS-Staaten sowie den arabischen Ländern.[12]

In der folgenden Abbildung werden neben den russischen Patienten, bei denen der Fokus auf der ambulanten Behandlung liegt, die Verteilung der stationären Behandlung nach Ländern aufgezeigt.

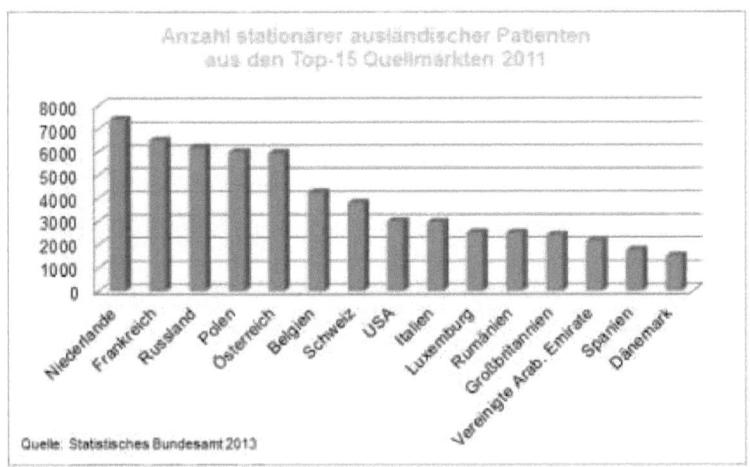

Abbildung 3: Anzahl stationärer Patienten aus den Top-15 Quellenmärkten 2011
Quelle: http://www.leading-medicine-guide.de/Gesundheitstourismus

---

[11] vgl. Ärzte Zeitung, http://www.aerztezeitung.de/praxis_wirtschaft/klinikmanagement/article/904013/medizintourismus-deutschland-ziel-immer-beliebter.html?sh=2&h=-145943621 (Letzter Zugriff: 02.03.2016)
[12] vgl. Leading Medicine Guide, http://www.leading-medicine-guide.de/Gesundheitstourismus (Letzter Zugriff: 02.03.2016)

Unter den Top 5 der Quellenmärkte befinden sich neben Russland noch die Niederlande, Frankreich, Polen und Österreich. Hier unterscheiden sich die Patientenzahlen nur wenig. Deutschland genießt aufgrund seines hohen Standards und der entwickelten Industrie einen guten Ruf im Ausland. Patienten gewichten hier die Qualität der medizinischen Behandlung umso größer, je kränker sie sind. Dies kann auch die Verteilung der Leistungen an ausländische Patienten erklären, welche die folgende Statistik aufzeigt.

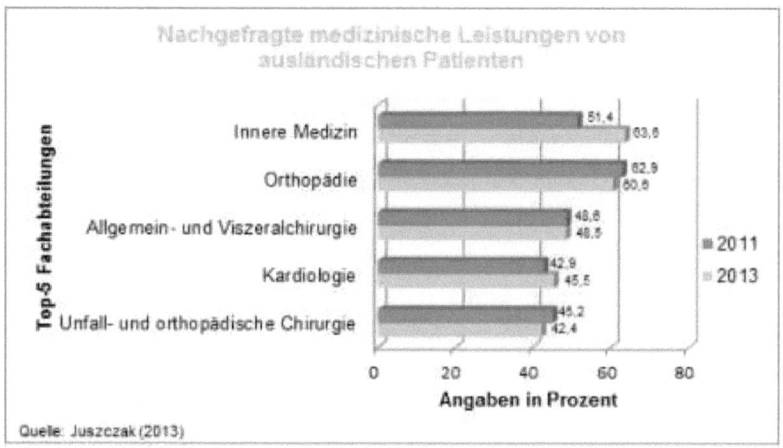

Abbildung 4: Nachgefragte medizinische Leistungen von ausländischen Patienten
Quelle: http://www.leading-medicine-guide.de/Gesundheitstourismus

In der gezeigten Statistik werden die Top-5 Fachabteilungen aufgezeigt, dazu die Prozentangaben der nachgefragten Leistungen von ausländischen Patienten. Mit 63,6 Prozent in 2013 plus einer Steigerung von 12,1 Prozent zum Jahr 2011 liegt die Innere Medizin auf Platz 1 der Fachabteilungen. Neben der Orthopädie an zweiter Stelle, kommen ausländische Patienten aufgrund der guten Allgemein- und Viszeralchirurgie, der Kardiologie und der Unfall- und orthopädischen Chirurgie nach Deutschland.

Innerhalb der Bundesrepublik nimmt der nationale Wettbewerb um den „internationalen Patienten" stetig zu. In den letzten Jahren haben sich medizintouristische Kerngebiete herausgebildet: die Regionen Nordrhein – Westfalen, Baden- Württemberg und Bayern stechen hier heraus.

Diese Bundesländer versorgen jährlich mehr als 10.000 ausländische Klienten. Bei den Russen am beliebtesten sind das Bundesland Nordrhein-Westfalen mit den

Städten Köln, Bonn, Düsseldorf, Bochum und Süddeutschland mit München, Regensburg und Freiburg.[13]

4.2 Bayern als wichtiger Standort

Deutsche Kliniken profitieren von dem immer bedeutender werdenden Gesundheits- und Medizintourismus. Im Jahr 2014 haben sich mehr als 250.000 Patienten aus 176 Ländern stationär oder ambulant behandeln lassen. Dies entspricht einem Zuwachs von 4,4 % und bescherte dem deutschen Gesundheitssystem mehr als 1,2 Milliarden Euro.[14]

Grundsätzlich wird mit dem Bundesland Bayern oft die schöne Landschaft, frische Luft und Ruhe in Verbindung gebracht. Bayern mit seinen 47 Kurorten und Heilbädern ist derzeit im deutschlandweiten Vergleich die erste Wahl bei Gesundheitsurlaubern, teilt der Bayerische Heilbäderverband mit.[15] Die Kurorte sowie die Kliniken boomen und nicht nur deutsche Reisende schätzen das Bundesland. Ein Viertel aller ausländischer Patienten lassen sich in Bayern behandeln. Dabei stammen die meisten Medizintouristen aus Österreich, den Arabischen Emiraten und Russland. Ein riesiges Geschäft, denn es handelt sich größtenteils um äußerst zahlungskräftige Patienten, für die die Behandlungen bei uns im Vergleich sogar günstiger sind.[16]

Da die anderen Bundesländer immer mehr zur Konkurrenz werden, wurde die Initiative „BAVARIA – A better state of health" gegründet, um die Vernetzung von Dienstleistern und Unternehmen in den Bereichen Tourismus, Medizin, Technologie und Gesundheit zu ermöglichen.[17] Zudem werden Gesundheitsstandorte intensiv gefördert und können sich vom Bayerischen Gesundheitsministerium als „Gesundheitsregion Bayern" zertifizieren lassen.[18] Bezüglich der Zukunft des Gesundheits- und Medizintourismus liegt der Fokus auf chinesischen Patienten. China stellt einen wichtigen neuen

---

[13]vgl. Russia beyond the headlines, http://de.rbth.com/gesellschaft/2014/07/16/medizintourismus_ deutschland_ein_magnet_fuer_russen_30315 (Letzter Zugriff: 02.03.2016)
[14]vgl. Ärzte Zeitung, http://www.aerztezeitung.de/praxis_wirtschaft/klinikmanagement/article/904013/ medizintourismus-deutschland-ziel-immer-beliebter.html?sh=2&h=-145943621 (Letzter Zugriff: 02.03.2016)
[15] vgl. Main Post, http://www.mainpost.de/regional/bad-kissingen/Kurorte;art766,8973080 (Letzter Zugriff: 02.03.2016)
[16] vgl. BR, http://www.br.de/fernsehen/bayerisches-fernsehen/sendungen/jetztmalehrlich/medizintou risten-araber-bayern-180.html (Letzter Zugriff: 02.03.2016)
[17] vgl. Zeit online, http://www.zeit.de/2012/37/A-Medizintourismus/seite-2 (Letzter Zugriff: 02.03.2016)
[18]vgl. Bundesministerium für Gesundheit und Pflege, http://www.stmgp.bayern.de/wirtschaft/index.htm (Letzter Zugriff: 02.03.2016)

Quellenmarkt dar. Seit den letzten Jahren zählt München immer mehr Gäste aus der Volksrepublik.[19]

4.3 Finanzielle Auswirkungen

Grundsätzlich ist die Gesundheitswirtschaft in Deutschland ein großer und wichtiger Wirtschaftsfaktor, der mit 5.4 Millionen Beschäftigten nicht nur Arbeitsplätze schafft, sondern auch wichtiger Bestandteil des BIP ist.[20] Generell halten sich Krankenhäuser und Kliniken bezüglich der Erlöse durch ausländische Patienten bedeckt. Klar ist, dass Gesundheits– und Medizintourismus ein lukratives Geschäft darstellt, da die meisten Patienten Selbstzahler sind. Das geschätzte Erlösvolumen internationaler Patienten im medizinischen Sektor beträgt derzeit ca. 1 Milliarde Euro pro Jahr. Diese Einnahmen werden sowohl im ambulanten als auch im stationären Sektor erzielt.[21]

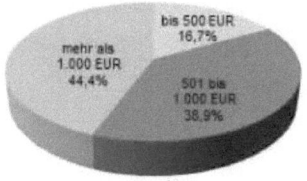

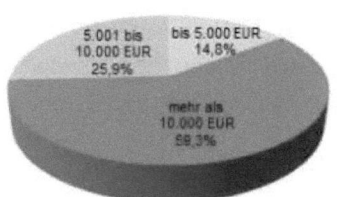

Abbildung 5: Durchschnittserlöse durch ausländische Patienten
Quelle: http://www.leading-medicine-guide.de/Gesundheitstourismus

Die Abbildungen zeigen die Durchschnittserlöse im ambulanten, sowie im stationären Sektor bezogen auf ausländische Patienten. In beiden Diagrammen wird verdeutlicht, dass sich die Behandlung von ausländischen Patienten lohnt. Für die klammen Kassen der Kliniken sind die Medizintouristen eine wichtige Zusatzeinnahmequelle. Sie sind Privatpatienten und zahlen deutlich mehr als die oft mageren Pauschalen, die die

[19] vgl. Merkur, http://www.merkur.de/bayern/bayern-spitze-medizintourismus-4816892.html (Letzter Zugriff: 02.03.2016)
[20] vgl. Bundesministerium für Gesundheit, http://www.bmg.bund.de/themen/gesundheitssystem/gesundheitswirtschaft/bedeutung-der-gesundheitswirtschaft.html (Letzter Zugriff: 02.03.2016)
[21] vgl. Leading Medicine Guide, http://www.leading-medicine-guide.de/Gesundheitstourismus (Letzter Zugriff: 02.03.2016)

gesetzlichen Krankenkassen erstatten. Im Vergleich zu Großbritannien und den USA ist die Behandlung in Deutschland für sie aber noch immer günstig.

Doch nicht nur die Kliniken profitieren von dem Gewinn. Die meisten Medizintouristen, vor allem aus dem arabischen Raum reisen mit Begleitpersonen, nicht selten der ganzen Familie, an. Die medizinische Reise wird dann mit Urlaub verbunden, deshalb profitieren auch Hotels, Restaurants und der Einzelhandel.[22] Um die Organisation und den Ablauf der Reisen zu vereinfachen, haben sich längst auch Agenturen etabliert, die die ausländischen Patienten betreuen, Spezialärzte eruieren, Unterkünfte und Visa besorgen oder Dolmetscher vermitteln. [23] "Europe Health" ist so ein Unternehmen, welches mittlerweile Filialen in ganz Deutschland hat. Es wurde 2003 in München gegründet und hat sich laut Homepage auf das "Premium-Segment" der Medizintouristen spezialisiert, die vor allem aus dem russischsprachigen und dem arabischen Raum kommen. Yousef Ablieh von "Europe Health" sagt: "Die Menschen sind unsicher, wenn sie in ein fremdes Land kommen und sie sind angespannt, weil sie krank sind. Wir sind dann ihr Ansprechpartner. Die arabischen Patienten sind erleichtert, wenn sie gleich am Flughafen jemand in ihrer Sprache begrüßt, außerdem bekommen sie eine Notfall-Telefonnummer, die immer erreichbar ist". Derzeit betreut er etwa 130 Medizintouristen, vor allem aus Kuwait und Katar.[24]

4.4 Haftung

Im Jahr 2008 unterzog sich eine ausländische Patientin einer Meniskusoperation und starb zwei Wochen später durch eine Lungenembolie im Krankenhaus. Daraufhin verklagte der Ehemann das Krankenhaus und warf den Ärzten Behandlungs – und Aufklärungsfehler vor. Grundsätzlich ist jeder Arzt verpflichtet, vor der Operation über Risiken und eventuelle Nebenwirkungen Auskunft zu geben. Doch was tun, wenn der Chefarzt und seine Mitarbeiter nicht sicher sind, ob der Patient dem Aufklärungsgespräch vor einer geplanten Operation sprachlich folgen kann? Damit musste sich das Kammergericht Berlin befassen und befragte die zuständige Ärztin. Diese sagte aus, sie erläutere stets dem Patienten, warum sie mit ihm spreche, und frage nach, ob er ihr sprachlich folgen könne. Im Verneinensfall ziehe sie entweder eine zur Sprachmittlung fähige Begleitperson des Patienten oder einen der Sprache

[22] vgl. BR, http://www.br.de/fernsehen/bayerisches-fernsehen/sendungen/jetztmalehrlich/medizintou risten-araber-bayern-180.html (Letzter Zugriff: 02.03.2016)
[23] vgl. DocCheck News, http://news.doccheck.com/de/35075/medizintourismus-scheich-wills-weich/ (Letzter Zugriff: 02.03.2016)
[24] vgl. Europe Health, http://www.europehealth.com/ (Letzter Zugriff: 02.03.2016)

des Patienten mächtigen Krankenhausmitarbeiter zur Übersetzung heran. Dem Gericht genügte dieser Nachweis, dass die Patientin der Aufklärung sprachlich folgen konnte.[25] Fehlende Sprachkenntnisse und Kommunikationsschwierigkeiten stellen vor allem in der Medizin Schwierigkeiten dar. Der Arzt muss sich dennoch versichern, dass der Patient in der Lage ist, die erforderlichen Angaben für eine ordnungsgemäße Behandlung zu machen. Anderenfalls muss er die Behandlung ablehnen oder für eine Sprachmittlung sorgen. Im Aufklärungsgespräch muss dem Patienten der Grund des Gesprächs mitgeteilt werden und sichergestellt werden, dass dieser alles versteht. Sollte dies nicht der Fall sein, kann sich der Arzt mit Erlaubnis des Patienten eine dritte Person zu Hilfe holen. Dies kann eine Praxishelferin mit den benötigten Sprachkenntnissen oder ein Dolmetscher sein. Wichtig ist eine ausführliche Dokumentation des Aufklärungsgesprächs, damit der Arzt im Falle eines Haftungsprozesses bestätigen kann, seiner Informationspflicht nachgekommen zu sein. Bei einer fehlenden oder lückenhaften Aufklärung drohem dem Arzt rechtliche Konsequenzen, da es sich ohne Einwilligung des zu Behandelnden um Körperverletzung im Sinne des Strafgesetzes handelt. Dies kann zu einer Geld- oder sogar Freiheitsstrafe führen.[26] Neben der Aufklärungspflicht müssen die versicherungstechnischen Angaben, wie etwa die Haftpflichtversicherung geklärt werden.

4.5 Interkulturelle Kompetenzen

Im Zeitalter der Globalisierung und Diversität werden interkulturelle Handlungs- und Kommunikationskompetenzen immer wichtiger. Bedingt durch den Strukturwandel in der Gesundheitswirtschaft durch ausländische Patienten muss sich stetig an das neue Klientel angepasst werden. Zahlungskräftige Kunden, die eigens zur Behandlung in die deutsche Praxis kommen, folgen meist dem Ruf guter Mediziner und erwarten exzellente Behandlung. Diese beinhaltet neben Methodik und Technik aber auch kulturelle Kenntnis und Respekt. Entscheidend ist die Fähigkeit, mit Patienten aus anderen Kulturen erfolgreich zu kommunizieren, denn für einen erfolgreichen Umgang mit arabischen, russischen oder beispielsweise südamerikanischen Patienten ist nicht

---

[25] vgl. IWW Institut, http://www.iww.de/cb/archiv/arzthaftung-die-aufklaerung-auslaendischer-patienten-f24755 (Letzter Zugriff: 02.03.2016)
[26] vgl. D.A.S, https://www.das.de/de/rechtsportal/patientenrecht/arztpflichten/aufklaerungspflicht.aspx (Letzter Zugriff: 02.03.2016)

nur die medizinische Kompetenz entscheidend. Der nachhaltige Erfolg hängt wesentlich von der Kenntnis der jeweiligen Mentalität und den soziokulturellen Rahmenbedingungen ab. Um den Umgang mit Patienten aus anderen Kulturen zu optimieren, ist es unverzichtbar, grundlegende Verhaltensnormen und Kulturdimensionen zu kennen. Natürlich gibt es hier nicht „den" russischen oder „den" arabischen Patienten. Dennoch sind kulturspezifische Verhaltens- und Denkweisen vorhanden, die berücksichtigt werden müssen. Am einfachsten zu beheben sind die Kommunikationsschwierigkeiten, welche durch Dolmetscher leicht gehandhabt werden können. Schwieriger wird es, wenn es im medizinischen Bereich zu unterschiedlichen Ansichten kommt. Ein Beispiel liefert hier der islamische Glaube, bei dem die Krankheit ganzheitlich angesehen wird, also Körper und Seele nicht trennt. Aufgrund dieser Denk-, Fühl-, und Sichtweise wird der eigentliche Schmerz vom Patienten nicht lokalisiert, sondern auf den gesamten Körper bezogen. Dies erschwert dem behandelnden Arzt die Diagnose. Die Patienten fühlen sich in diesem langen Prozess dann oft unverstanden und neigen sehr schnell zum Arztwechsel. Diese Umstände führen wiederum zur Beeinträchtigung des Patientenwohlbefindens und verursachen hohe Kosten. Die Religion stellt hierbei nur ein Mosaikteilchen der Andersartigkeit dar. Hinzu kommen Aspekte wie ausgeprägtes Schamgefühl, die jeweilige kulturspezifische Wahrnehmung, das verbale, nonverbale Verhalten und eine klar geregelte Rollenverteilung.

Natürlich bilden die geschilderten Beispiele lediglich Sequenzen kulturspezifischen Verhaltens ab. Den Patienten als Menschen und nicht lediglich als Träger eines Symptoms wahrzunehmen sowie die Fähigkeit zum einfühlenden Verstehen, das heißt vor allem die gefühlsmäßige Situation des Klienten nachempfinden und sie diesem im Gespräch auch reflektieren zu können, sind die wichtigsten Komponenten für einen erfolgreichen Dialog in der transkulturellen Arzt-Patienten-Begegnung.[27]

5. Diskussion

5.1. Chancen ausländischer Patienten für deutsche Kliniken

Nicht nur für die Kliniken und Krankenhäuser ergeben sich durch die kommenden ausländischen Patienten viele Chancen, sondern auch für die deutsche Wirtschaft und Gesellschaft. Als wesentliches positives Argument für die Aufnahme von

---

[27] vgl. ZWP Online, http://www.zwp-online.info/de/zwpnews/wirtschaft-und-recht/marketing/der-auslaendische-patient (Letzter Zugriff: 02.03.2016)

Medizintouristen spricht die Erlössteigerung der Krankenhäuser. Durch das höhere Budget der Reisenden ergibt sich meist ein beträchtlicher Mehrerlös. Durch die folglich höhere Belegung des Krankenhauses ergeben sich mehr Arbeitsplätze und somit eine bessere Versorgung aller Patienten. Ein weiterer Vorteil ist, dass die Krankenhauskapazitäten optimal genutzt werden können. Vor allem für kleinere Krankenhäuser ergibt sich die Möglichkeit, sich zu spezialisieren und den internationalen Ruf auszubauen. Für kleinere sowie erfolgreiche Krankenhäuser ergibt sich durch das neue Klientel eine bedeutende Image– und Bekanntheitsgradsteigerung. Geheilte Patienten werden zuhause von der Behandlung erzählen und somit die Klinik international bekannter machen. Dadurch ergeben sich signifikante Wettbewerbsvorteile gegenüber den national agierenden Krankenhäusern. Der Imagetransfer beschert nicht nur zusätzliche Einnahmen und erhöhte Bettenauslastung, sondern fördert zusätzlich die internationale Kooperation in den Bereichen des Gesundheits- und Medizintourismus. Für die Kliniken bedeutet dies die entsprechende fachliche Ausrichtung und Ausbildung des medizinischen Personals.[28] Die finanziellen Mittel der ausländischen Patienten fließen jedoch nicht ausschließlich in die Kliniken, sondern werden auch in der Freizeit der Patienten ausgegeben. Die Reisen werden je nach Anlass auch als Urlaub genutzt und dies steigert den Umsatz in Hotels, Restaurants, Sehenswürdigkeiten und im Einzelhandel. Auch die oben genannte EU-Richtlinie vereinfacht den europaweiten Gesundheits- und Medizintourismus und vereinfacht Abläufe, Kommunikation und Informationsfluss. Dadurch können die Bürger seit 2013 selbst bestimmen, in welchem Land sie die medizinische Behandlung durchführen lassen wollen und werden von Beratungsstellen unterstützt. Ein weiterer Faktor ist die verbesserte Kommunikation der Reisenden mit den Zielländern mittels Internet und vielen sozialen Netzwerken. Diese unterstützen heute mehr denn je die Informationsbeschaffung und Planung der Reise.

In der folgenden Abbildung sieht man, dass neben den Vermittlern, Ministerien, Botschaften, Weiterempfehlungen sowie persönlichen Kontakten und Netzwerken das Internet die Möglichkeit darstellt, 24 Stunden täglich Informationen der Kliniken abzurufen und diese zeitnah zu vergleichen.

---

[28] vgl. Ärzteblatt Online, http://www.aerzteblatt.de/archiv/145389 (Letzter Zugriff: 02.03.2016)

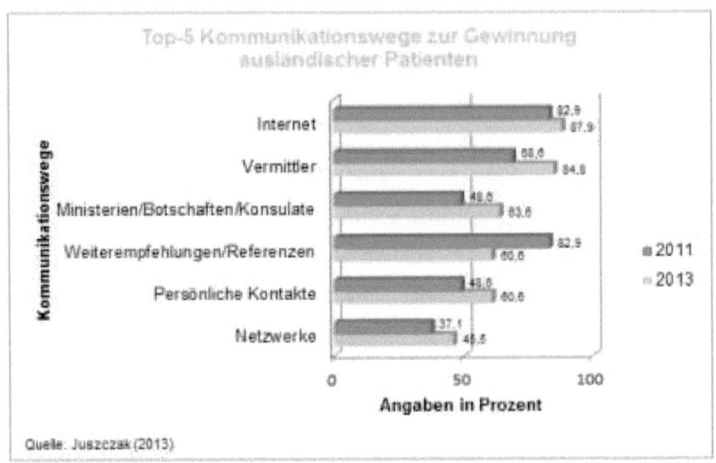

Abbildung 6: Top-5 Kommunikationswege zur Gewinnung ausländischer Patienten

Quelle: http://www.leading-medicine-guide.de/Gesundheitstourismus

5.2 Risiken

Internationales Klientel stellt vor allem im Gesundheits- und Medizintourismus für alle Beteiligten einige Herausforderungen dar. Für Kliniken und Ärzte bestehen in diesen Fällen der Behandlung erhöhte Aufklärungs- und Informationspflichten, damit die Patienten mit den deutschen Techniken und Methoden vertraut gemacht werden. Außerdem muss das Personal mit eventuellen kulturellen Unterschieden vertraut gemacht werden, um die richtige Versorgung bieten zu können und Probleme zu vermeiden bzw. lösen zu können. Der richtige Umgang mit den Patienten muss gelernt sein und auch die Einrichtung bzw. Unterbringung der Kranken sowie Verpflegung oder Einrichtung muss angepasst sein. Neben seriösen Vermittlungsagenturen wie „Europe Health" gibt es jedoch ein weiteres Risiko für die ausländischen Patienten: betrügerischerische Vermittler. Dies wirkt sich negativ auf den Ruf der deutschen Kliniken aus.[29]

Grundsätzlich gibt es verschiedene Reiseveranstalter und Agenturen, die sich auf den Gesundheits- und Medizintourismus spezialisiert haben. Sie bringen Patienten aus dem Ausland an die jeweiligen deutschen Kliniken und profitieren vom Ruf der deutschen Mediziner. Zum Servicepaket eines Vermittlers gehört also die Auswahl einer geeigneten Klinik, Kostenkalkulation und Termine abzuklären, Diagnosen ins

---

[29] vgl. Zeit Online, http://www.zeit.de/2013/16/kliniken-patientenvermittlung (Letzter Zugriff: 02.03.2016)

Deutsche zu übersetzen, die Anreise zu organisieren und vor Ort einen Übersetzer an die Seite zu stellen.[30] Viele Patienten verlassen sich oft leichtsinnig auf die örtlich ansässigen Vermittler und werden dann Opfer von Betrug und Abzocke. Beispiele aus deutschen Kliniken zeigen, dass es sich dabei nicht um Einzelfälle handelt. Diese Vermittler verlangen oft noch einmal genauso viel Geld wie die Behandlung in der Klinik gekostet hat. Die Leiterin des Büros für internationale Patienten am Düsseldorfer Uni-Klinikum sagt, sie habe "leidvolle Erfahrungen" mit den Agenturen gemacht. Die Staatssekretärin des Bayerischen Staatsministeriums für Umwelt und Gesundheit sagt, sie kenne "nur ein, zwei Agenturen, die seriös sein könnten". Ein Vorstandsmitglied einer Landesärztekammer spricht nicht von "Patientenvermittlern", sondern von "Krankenschleppern".[31]

Jens Juszczak, wissenschaftlicher Mitarbeiter an der Hochschule Bonn-Rhein-Sieg in Sankt Augustin sagt, dass etwa zwei Drittel aller Krankenhäuser, die ausländische Patienten behandeln, die Dienste solcher Vermittler in Anspruch nehmen. Die Agenturen kassieren ähnlich wie Immobilienmakler eine Provision pro vermittelten Patienten. Der Markt ist jedoch intransparent. Juszczak sagt, dass bis zu 1.000 Patientenvermittler mit deutschen Kliniken kooperieren, die für ihr Geschäft nicht mehr brauchen als ein Handy, Kontakte ins Ausland und Kenntnisse der jeweiligen Landessprache. Was diese Vermittler dann mit ihren Klienten vereinbaren, wissen meist weder Ärzte noch Krankenschwestern.[32]

Als weiteres Risiko können neben den kulturellen Herausforderungen innerhalb der Kliniken und Krankenhäuser auch die der Einheimischen mit den ausländischen Patienten sein. Mögen die Mieteinkünfte einerseits für einen Wohnungsvermieter ein lukratives Geschäft darstellen, treffen in einer Nachbarschaft oft mehrere Kulturen aufeinander. Meistens sind es arabische Familien, welche sich Wohnungen mieten und durch Lärm, Geruchsbelästigungen oder anderer Einstellung zur Müllentsorgung Schwierigkeiten darstellen. Vielen Deutschen fällt es schwer, sich auf die neuen Nachbarn einzustellen und diese negativen Aspekte wirken sich natürlich auch auf die Kliniken aus, die als Sündenbock gesehen werden.

---

[30] vgl. Rhein-Neckar-Zeitung http://www.rnz.de/nachrichten/heidelberg_artikel,-Reisegrund-Krankheit-oder-Der-Boom-des-Medizintourismus-_arid,88556.html#null (Letzter Zugriff: 02.03.2016)
[31] vgl. Marco Maurer, http://www.marcomaurer.de/die-krankenschlepper/ (Letzter Zugriff: 02.03.2016)
[32] vgl. Zeit Online, http://www.zeit.de/2013/16/kliniken-patientenvermittlung (Letzter Zugriff:02.03.2016)

6. Zusammenfassung

Gesundheits- und Medizintourismus stellt einen wichtigen wachsenden Markt in Deutschland dar und bietet neben einigen Risiken und Herausforderungen hauptsächlich Chancen für die deutschen Kliniken und Krankenhäuser. Neben der Erlöse durch die Patienten für die Kliniken sowie die deutsche Wirtschaft im Generellen, spielt die Imageentwicklung weltweit eine große Rolle. Auch in Zukunft werden deutsche Kliniken aufgrund ihrer hohen Qualitätsstandards und der renommierten Ärzte einen ausgezeichneten Ruf auf der ganzen Welt genießen. Ein kritischer Punkt ist immer noch die Haftungsfrage, die für deutsche Kliniken als Risiko angesehen wird. Auch das Problem der Wohnungsvermietung sollte durch neue Satzungen und Regelungen mit den deutschen Bürgern gemeinschaftlich gelöst werden. Zukunftsbezogen stellt vor allem die wachsende Anzahl der chinesischen Patienten sowie die Flüchtlingskrise alle beteiligten Ärzte, Krankenschwestern, Dolmetscher sowie Vermittler vor neue Herausforderungen. Fast jedes Krankenhaus muss deshalb in Zukunft mit ausländischen Patienten rechnen und sollte das Personal darauf vorbereiten, eventuelle Ängste und Sorgen klären und die Mitarbeiter schulen. Diese Herausforderungen sollten gemeinsam angegangen werden, um für die Kranken die bestmögliche Versorgung zu bieten.

Literaturverzeichnis

Ärzte Zeitung (02.02.2016): Deutschland als Ziel immer beliebter,
http://www.aerztezeitung.de/praxis_wirtschaft/klinikmanagement/article/904013/medi
zintourismus-deutschland-ziel-immer-beliebter.html?sh=2&h=-145943621
(Letzter Zugriff: 02.03.2016)

Baller, B. (03.08.2009): Der ausländische Patient, ZWP Online,
http://www.zwp-online.info/de/zwpnews/wirtschaft-und-recht/marketing/der-
auslaendische-patient (Letzter Zugriff: 02.03.2016)

Bayerisches Staatsministerium für Gesundheit und Pflege: Gesundheitswirtschaft,
http://www.stmgp.bayern.de/wirtschaft/index.htm (Letzter Zugriff: 02.03.2016)

Blatt, S. (07.04.2015): Reisegrund Krankheit – Der Boom des Medizintourismus,
Rhein-Neckar-Zeitung, http://www.rnz.de/nachrichten/heidelberg_artikel,-Reisegrund-
Krankheit-oder-Der-Boom-des-Medizintourismus-_arid,88556.html#null
(Letzter Zugriff: 02.03.2016)

BR (16.07.2015): Araber in bayerischen Klinikbetten,
http://www.br.de/fernsehen/bayerisches-fernsehen/sendungen/jetztmalehrlich/
medizintouristen-araber-bayern-180.html (Letzter Zugriff: 02.03.2016)

Bundesministerium für Gesundheit (03.06.2015),
http://www.bmg.bund.de/themen/krankenversicherung/herausforderungen/demografi
scher-wandel.html (Letzter Zugriff: 02.03.2016)

Bundesministerium für Gesundheit (16.02.2016): Patientenmobilitätsrichtlinie,
http://www.bmg.bund.de/glossarbegriffe/p-q/patientenmobilitaetsrichtlinie.html
(Letzter Zugriff: 02.03.2016)

Bundesministerium für Gesundheit (07.08.2015): Bedeutung der Gesundheitswirtschaft, http://www.bmg.bund.de/themen/gesundheitssystem/gesundheitswirt
schaft/bedeutung-der-gesundheitswirtschaft.html (Letzter Zugriff: 02.03.2016)

Bundesministerium für Wirtschaft und Technologie (April 2011): Innovativer
Gesundheitstourismus in Deutschland, http://www.innovativer-gesundheitstourismus.
de/fileadmin/user_upload/pdf/Leitfaden_Gesundheitstourismus.pdf
(Letzter Zugriff: 02.03.2016)

D.A.S. (01.06.2015): Die Aufklärungspflicht des Arztes,
https://www.das.de/de/rechtsportal/patientenrecht/arztpflichten/aufklaerungspflicht.as
px (Letzter Zugriff: 02.03.2016)

Europe Health: http://www.europehealth.com/ (Letzter Zugriff: 02.03.2016)

Farkas, S. (25.10.2015): Gesundheitstourismus: Kurorte wollen sich besser
verkaufen, Main Post, http://www.mainpost.de/regional/bad-kissingen/Kurorte;
art766,8973080 (Letzter Zugriff: 02.03.2016)

Frädrich, A. (2013): Medizintourismus: Patienten weltweit „auf Achse", Ärzteblatt
online, http://www.aerzteblatt.de/archiv/145389 (Letzter Zugriff: 02.03.2016)

Hawranek, C. und Maurer, M. (19.04.2013): Die Krankenschlepper, Zeit Online,
http://www.zeit.de/2013/16/kliniken-patientenvermittlung (Letzter Zugriff: 02.03.2016)

IWW-Institut (04.08.2008): Die Aufklärung ausländischer Patienten,
http://www.iww.de/cb/archiv/arzthaftung-die-aufklaerung-auslaendischer-patienten-
f24755 (Letzter Zugriff: 02.03.2016)

Krüger, Henrike, (2004) Untersuchung und Analyse des Kur- und Rehabilitations-
wesens als Teil des Gesundheitstourismus in Mecklenburg-Vorpommern,
http://www.diplom.de/e-book/223350/untersuchung-und-analyse-des-kur-und-
rehabilitationswesens-als-teil-des (Letzter Zugriff 02.03.2016)

Leading Medicine Guide – Gesundheitstourismus,
http://www.leading-medicine-guide.de/Gesundheitstourismus (Letzter Zugriff:
02.03.2016)

Link Fang (November 2015), http://www.linkfang.de/wiki/Gesundheitstourismus
(Letzter Zugriff: 02.03.2016)

Lossan, A. (16.07.2014): Medizintourismus: Deutschland, ein Magnet für Russen,
Russia beyond the Headlines, http://de.rbth.com/gesellschaft/2014/07/16/medizin
tourismus_deutschland_ein_magnet_fuer_russen_30315
(Letzter Zugriff: 02.03.2016)

Luxner, J. (06.09.2012): In der Susi-Sorglos-Klinik, Zeit online,
http://www.zeit.de/2012/37/A-Medizintourismus/seite-2 (Letzter Zugriff: 02.03.2016)

Maurer, M. (11.04.2013): Die Krankenschlepper, Marco Maurer Homepage,
http://www.marcomaurer.de/die-krankenschlepper/ (Letzter Zugriff: 02.03.2016)

Sarovic, A. (13.03.2015): Bayern spitze bei Medizintourismus, Merkur,
http://www.merkur.de/bayern/bayern-spitze-medizintourismus-4816892.html (Letzter
Zugriff: 02.03.2016)

Schwaiger, Jürgen (Juni 2006), Megatrend Gesundheitstourismus, Diplomica Verlag
GmbH, http://www.diplom.de/e-book/224930/megatrend-gesundheitstourismus
(Letzter Zugriff: 02.03.2016)

Schweder, I. (22.12.2014): Aktuelle Zahlen aus dem internationalen Wellnesstourismus: Wo liegt das Potential für Deutschland, SpaCamp,
http://www.spacamp.net/2014/12/aktuelle-zahlen-aus-internationalem-wellness
tourismus-potential-deutschland (Letzter Zugriff: 02.03.2016)

Van den Heuvel, M. (10.12.2013): Medizintourismus: Der Scheich will's weich, DocCheck News, http://news.doccheck.com/de/35075/medizintourismus-scheich-wills-weich/ (Letzter Zugriff: 02.03.2016)

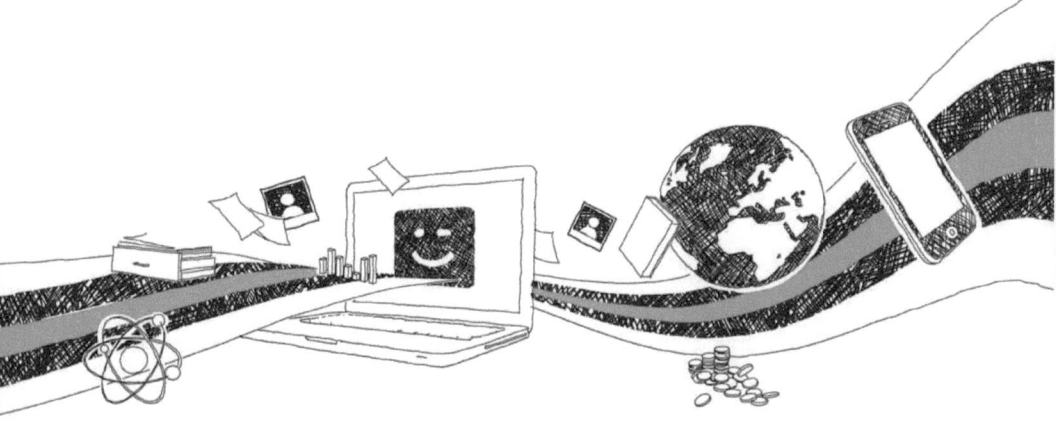
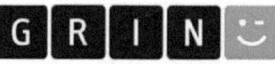